Docteur Emile FEYAT

DES

KYSTES SIMPLES

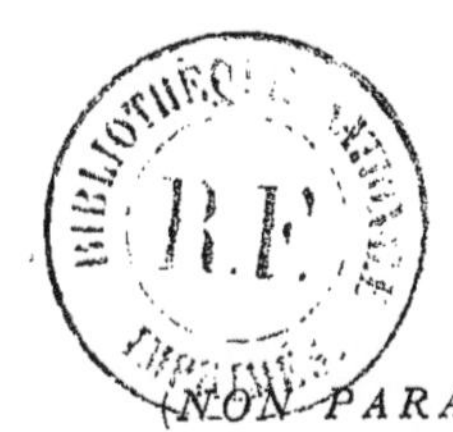

DES OS LONGS

(NON PARASITAIRES, NI NÉOPLASIQUES)

(Avec 3 planches en photogravure)

VIENNE

SAVIGNÉ, IMPRIMEUR-ÉDITEUR, OGERET & MARTIN, SUCC^{rs}

1899

Docteur Emile FEYAT

DES

KYSTES SIMPLES

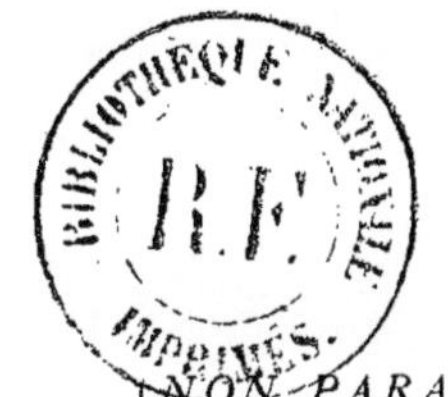

DES OS LONGS

(NON PARASITAIRES, NI NÉOPLASIQUES)

(Avec 3 planches en photogravure)

VIENNE

SAVIGNÉ, IMPRIMEUR-ÉDITEUR, OGERET & MARTIN, SUCC[rs]

1899

DES KYSTES SIMPLES DES OS LONGS

PRÉFACE

A la fin de mes études médicales, je dois un hommage à M. le professeur Poncet, qui a bien voulu présider cette thèse et lui donner un peu de l'autorité de son nom.

Tous mes remerciements à M. le Dr Dor fils, chef du laboratoire de M. le professeur Poncet, qui m'a donné ce sujet de thèse, et qui a mis tant d'obligeance à m'éclairer sur les questions qui s'y rapportent ; à M. le Dr Destot, chef du laboratoire radiographique à l'Hôtel-Dieu de Lyon, qui a bien voulu me remettre la radiographie de la pièce anatomique qui fait le sujet principal de cette thèse, et à qui revient le mérite de la découverte de la lésion qui s'y rattache.

Je serais ingrat si j'oubliais M. le Professeur agrégé Gangolphe, qui nous a toujours montré tant de bienveillance au cours de nos études.

Merci à mon frère, le Dr Marius Feyat (de St-Symphorien-d'Ozon), dont les avis et les conseils, scientifiques et pratiques, guidés par neuf années d'exercice à la campagne, nous seront d'un précieux secours dans la carrière médicale.

Merci, enfin, à tous mes maîtres et amis.

Je n'aurai garde d'oublier M. Chevassu, licencié ès-sciences, qui nous a aidé dans la traduction des textes allemands ; ni mes dessinateurs, MM. Verni et Gouget.

Je remercie aussi mon imprimeur et ami d'enfance, M. Henri Martin.

INTRODUCTION

Je résumerai en quelques lignes le plan de cette étude.

Au premier plan je tracerai l'histoire anatomique de la pièce qui se trouvait dans le laboratoire de M. le Professeur Poncet, et qui a servi de base à cette étude.

En second lieu un historique bref sur la question des kystes simples des os longs.

Ensuite, je reproduirai les principaux cas connus de ces kystes en France et à l'Etranger, surtout en Allemagne ; nous avons pu réunir onze observations. De ces observations j'en déduirai les principaux traits qui serviront à établir la monographie de cette affection et son traitement.

Enfin, j'essaierai de mettre au point les théories qui ont été soutenues, celles qui peuvent être encore mises en avant. Nous dirons celles qui satisfont le mieux l'esprit, au point de vue de la pathogénie.

Dans un dernier chapitre se placeront les conclusions.

CHAPITRE I

1re Observation (personnelle), *due à l'obligeance*
de MM. Destot et Dor.

Kyste multiloculaire de l'extrémité inférieure
du tibia

Le cas qui fait l'objet de cette thèse est ce que l'on appelle une trouvaille d'autopsie, car, en fait de données cliniques, on ne sait rien, sinon que l'os appartient à une femme d'environ 35 ans.

Voici comment MM. Destot et Dor en sont venus à me confier ce travail.

M. Destot, chargé du service des Radiographies à l'Hôtel-Dieu de Lyon, faisait dans des os des injections d'huile grise, pour rechercher la disposition des vaisseaux au sein de la trame osseuse.

En reproduisant la radiographie d'un de ces os, le tibia, il fut frappé de voir dans l'extrémité inférieure du tibia droit, une série de surfaces claires tranchant sur un fond plus sombre, surfaces parfaitement limitées, offrant l'aspect de bosselures, sur la description desquelles je ne m'étendrai pas davantage, annexant, dans ce travail, la radiographie qu'a bien voulu me remettre M. Destot, et qui en dira plus et mieux que toute description.

M. Destot pensa a un kyste osseux multiloculaire et procéda à la coupe vertico-médiane de l'os, et voici ce qu'il constata, ainsi que M. Dor, à qui il communiqua la pièce.

L'extrémité inférieure du tibia est un peu épaissie, mais cette hyperostose est peu appréciable; en tout cas, elle eut été nulle au point de vue clinique.

Plusieurs kystes au nombre de cinq, dont un grand, sont remplis d'une substance gélatineuse, que MM. Destot et Dor comparent à de la gelée de groseille.

Cette substance fut enlevée pour être soumise à un examen microscopique ultérieur.

Après ablation de cette substance, les cavités kystiques apparaissent dans l'état où nous les avons constatées nous-même : ce sont des surfaces creusées dans l'épaisseur même du tissu spongieux sous-jacent, de l'épiphyse et de la partie toute inférieure de la diaphyse. Ces surfaces sont tapissées par une membrane d'un blanc bleuâtre, lisse et à reflets brillants, que l'on peut constater sur la reproduction que j'en ai fait faire.

Ces membranes, quoiqu'adhérentes au tissu spongieux sous-jacent, s'en détachent cependant assez facilement; à la coupe, elles sont très-minces.

Après avoir enlevé la membrane on voit un tissu osseux dégénéré, raréfié et graisseux.

Examen Histologique

Partie liquide. — Comme je l'ai déjà dit, c'était un liquide gélatineux, analogue à de la gelée de groseille, et qui a offert à l'examen microscopique une nature assez complexe, mais qui n'offrait pas grand intérêt, car, étant donné le temps écoulé depuis la mort, on ne pouvait savoir la part qui revenait à la maladie, ou à la décomposition cadavérique.

Membrane. — Deux surfaces : une surface lisse, limitant la cavité kystique, sans épithélium, caractère important et sur lequel insistent particulièrement les auteurs allemands; une surface irrégulière, découpée, se continuant avec les travées du tissu spongieux.

Pas de tissu de tumeurs, pas de cellules cartilagineuses; pas de développement anormal des vaisseaux ; ceux-ci, au contraire, semblent devenus plutôt rares.

L'espace intermédiaire entre ces deux surfaces est constitué par une série de fibres conjonctives, se croisant et s'enchevêtrant, pour limiter des espaces le plus souvent arrondis, quelquefois elliptiques, d'autres fois sans forme géométrique régulière.

Ce qui frappe, et ce sur quoi insiste M. L. Dor, c'est une série de cellules colorées en rouge par le picro-carmin, qui ont une disposition spéciale sur laquelle il est digne d'attirer l'attention.

Ces cellules sont groupées surtout autour de ces espaces vides, arrondis ou elliptiques dont je viens de parler ; elles sont disposées circulairement autour d'eux. On peut même voir en certains points quelques-unes se grouper en séries concentriques.

Et à cette disposition circulaire prennent part non-seulement ces cellules, mais aussi de fins trousseaux fibreux qui semblent leur servir de substratum.

Dans cet espace intermédiaire, pas de tissu de tumeurs, ni de cellules cartilagineuses.

Est-ce que la disposition de ces fibrilles conjonctives et de ces cellules, disposées circulairement ou en séries concentriques autour des espaces vides, ne rappelle pas à l'esprit, puisqu'il s'agit ici d'altérations osseuses, la disposition des travées des systèmes de Havers ? et ne pourrait-on voir dans les espaces vides arrondis ou elliptiques les canaux de Havers eux-mêmes agrandis ?

Je ne répondrai pas pour le moment à ces points d'interrogation, me réservant d'y revenir au sujet de la pathogénie.

Tous les autres os du squelette ont été sectionnés et examinés : aucun d'eux n'a rien présenté d'anormal, le tibia seul était atteint.

CHAPITRE II

Historique

Je me contenterai, dans ce travail, de faire l'historique des kystes simples des os longs, c'est-à-dire de ceux qui ont été décrits, dans les ouvrages classiques, sous la dénomination de kystes simples uniloculaires ou multiloculaires, et que les Allemands et Schlange, en particulier, appellent kystes solitaires des os longs.

VIRCHOW, dans le *Monatsbericht der Konigl. Acad. der Vissenchaft. zu Berlin*, en 1876 (Sur la formation des kystes des os longs), et Schnieder après lui, tendent à admettre que tous les kystes, dont l'origine est considérée comme douteuse, reconnaissent pour cause la transformation kystique des enchondromes.

Nous verrons, en étudiant la pathogénie de ces kystes, ce que nous devons penser de cette idée qui nous paraît tout au moins exagérée ; toujours est-il que notre cas doit être absolument séparé de ceux dont parle Virchow, puisqu'il ne présente aucune cellule cartilagineuse.

Nélaton, dans ses *Eléments de Pathologie chirurgicale*, (t. II, p. 48) parle d'un kyste multiloculaire, comprenant toute la diaphyse du fémur, kyste qui a de grandes analogies avec le cas d'ostéomalacie généralisée avec tumeurs kystiques multiples, publié par M. Albertin, dans la *Province Médicale*, 1890, 541-543, et que M. le Professeur Poncet rattache à l'ostéomalacie.

M. le Dr Carle (de Montélimar) publie, dans le *Lyon Médical*, 1878 (28, p. 347) un cas de kyste du cubitus.

Sonnenburg, dans la *Deutsche Zeitschrift für Chirurgie*, 1879 (Bd XII, p. 314), publie un cas de kyste de l'avant-bras sans tuméfaction environnante, dont il fait un kyste de ramollissement d'un enchondrome central, d'après les idées de Virchow, régnantes alors, tout en disant qu'il pourrait bien être le résultat d'un épanchement sanguin provoqué par un traumatisme récent.

Von Recklinghausen, après avoir examiné la pièce au microscope, s'est élevé contre cette idée d'un ramollissement kystique, pour admettre l'hypothèse d'une inflammation chronique, hypothèse dont il s'est fait, plus tard, en présence de cas analogues, le chaud défenseur.

Körte, publie dans la *Deutsche Zeitschrift*, 1880, (Bd XIII, p. 42) deux cas de kystes de la partie supérieure du fémur qui, comme celui de notre cas, ne présente pas d'épithélium, mais en diffère en ce que l'enveloppe, au lieu d'être simplement fibreuse, est constituée par du tissu fibro-cartilagineux.

Miessner, dans la *Clinique d'Erlangen*, 1884. (Sur la pathogénie des kystes des os longs) décrit un kyste osseux de la partie inférieure du fémur, sans épithélium, avec enveloppe fibro-cartilagineuse.

Schlange, dans les *Archives für Klinische Chirurgie*, 1893, — Bd XXVIII, p. 373 — (Sur le Diagnostic des kystes solitaires des os longs), fait paraître un travail important qui nous a fourni de précieux renseignements pour l'étude clinique de cette affection.

Il rapporte plusieurs observations qui lui font diviser ces kystes en deux groupes :

1° Kystes avec épaississement notable de l'os ;

2° Kystes sans épaississement notable de l'os.

Pour notre part, nous ne trouvons pas cette division bien utile, car, en général, la tuméfaction n'est jamais bien marquée. Schlange lui-même, dans une de ses observations qu'il range dans le 1er groupe, dit « gonflement, mais modéré », de sorte qu'il franchit la barrière qu'il s'est imposée.

CHAPITRE III

AUTRES OBSERVATIONS

2ᵉ Observation

de M. le Dr CARLE, de Montélimar (Lyon Médical, 1878-28, p. 347)

Kyste du cubitus

Mᵐᵉ M..., institutrice, 5o ans, vint me consulter au commencement de 1870, pour une tumeur de l'avant-bras droit, dont elle s'est aperçue il y a déjà quelques années, mais qui augmente plus rapidement depuis quelque temps. — Mouvements du bras difficiles.

Gonflement surtout à la partie interne de l'avant-bras ; le radius normal, le cubitus seul est lésé. Le gonflement commence à 1 cent. au-dessous de l'olécrane et ne cesse qu'à 2 cent. au-dessus du poignet.

A la palpation, gonflement égal dans toute son étendue, assez dur et résistant, sauf aux deux extrémités ; l'avant-bras parait doublé de volume.

Aux deux extrémités, la saillie est un peu plus prononcée et plus molle au toucher, la fluctuation plus nette.

On dirait qu'il y a un liquide peu abondant, ou qu'il n'y a pas une libre circulation dans toute l'étendue de la tumeur.

M. Ollier, consulté vers le mois de mars, fut d'avis que, vu la rareté des kystes bénins des os, et à cause de l'âge de la malade, il fallait rester sur la réserve, et pratiquer une ponction, pour s'assurer si l'on avait affaire à un kyste simple, ou à un kyste hydatique, ou à un kyste avec tumeur néoplasique.

Depuis quelque temps douleurs sourdes dans la tumeur; la malade n'écrit qu'avec peine.

Le gonflement et la douleur ayant augmenté sensiblement, ponction le 10 juillet 1870.

Il sortit aussitôt un demi-verre d'un liquide épais, de couleur citrine, demi-transparent, avec des gouttelettes graisseuses à la surface, puis l'écoulement continua goutte à goutte pendant deux heures.

Le liquide semble renfermé dans des cellules nombreuses, communiquant difficilement par des cloisons incomplètement fermées.

L'acide nitrique y produit un précipité albumineux abondant. — Pas d'hydatides.

Les jours suivants, encore deux ponctions donnant un liquide plus épais; la tumeur ne parait pas diminuer. Ce moyen ne pouvait amener la guérison radicale. Avec les données que j'avais maintenant sur la structure de la tumeur, on pouvait espérer que si l'inflammation venait à s'y propager, elle pourrait amener la destruction des cloisons et le retrait de la coque osseuse. Cela offrait sans doute quelques dangers, mais il y avait à choisir entre ce moyen et l'amputation, opération au moins aussi dangereuse.

Je mis la canule pendant deux jours, en faisant matin et soir des injections d'eau iodée au tiers. Dès le 3e jour, le gonflement, la douleur et la nature purulente de l'écoulement, m'indiquèrent que l'inflammation s'était établie dans la première portion de la tumeur, et je pus retirer la canule, laissant une ouverture qui devait bientôt s'agrandir et ne se fermer qu'à la guérison complète. Une inflammation violente se déclara les jours suivants, avec issue de pus phlegmoneux abondant.

Trois semaines après, phlegmon à la partie inférieure, au-dessus et en avant du poignet, avec issue de pus par deux ouvertures.

Au bout de quelque temps, l'abondance de l'écoulement commença à se modérer, le gonflement et la douleur diminuèrent.

Les trois trajets fistuleux semblaient devoir durer longtemps.

Mme M..., avait repris une partie de ses occupations.

Au bout de quatre mois, on vit comme un renversement des bords de chaque ouverture, qui se recouvrit de bourgeons énormes, lardacés, grisâtres, donnant une grande quantité de pus, d'odeur insupportable.

On ne saurait mieux comparer chacune de ces élévations, qu'à un encéphaloïde, et bien des fois je craignis que cette transformation n'eût lieu.

Alors commença une lutte qui dura près d'un an: affaiblissement, douleurs, abondance de la suppuration, odeur nauséabonde, contre lesquels le phosphate de chaux, comme tonique, et le permanganate de potasse, comme désinfectant, me parurent le plus efficace.

La suppuration ne commença à diminuer que vers le mois de novembre 1871. Guérison complète que vers le mois de mai 1872, presque deux ans après la ponction.

Il reste deux dépressions profondes, au niveau des fistules, mais toutes les fonctions du bras sont récupérées, et la santé générale est bonne.

*
* *

J'ai cité cette observation dans son entier, quoiqu'elle n'établisse pas, d'une façon nette, la nature du kyste, mais elle est intéressante à plus d'un chef.

Elle nous montre, en effet, les progrès réalisés en chirurgie, depuis cette époque, grâce à la méthode antiseptique.

Elle nous prouve ensuite combien il faut apporter de soins dans les ponctions exploratrices, où il ne suffit pas de la simple propreté, ni de liquides même les plus antiseptiques, mais qu'une aseptie et une antiseptie rigoureuses doivent être mises en œuvre, pour éviter les réactions inflammatoires, d'origine infectieuse, dont l'intensité est bien mise en évidence dans cette observation, qui date de l'ère anté-pasteurienne.

M. Carle fils, interne de M. le Professeur Poncet, a demandé à
son père des nouvelles de cette malade : elle est encore vivante et
en bonne santé.

3ᵉ Observation

de SONNENBURG (Deutsche Zeitschrift für Chirurgie 1879,

Bd. xii, p. 314).

Kyste de l'avant-bras

Jeune fille, 12 ans. Bon aspect général. Elle avait eu auparavant
une fracture de l'avant-bras gauche, et depuis, elle se plaint de
douleurs dans le bras et d'une certaine impotence fonctionnelle.

La force musculaire dans ce bras est plus faible qu'à droite.

Pas d'atrophie cependant.

Au niveau du tiers supérieur de l'os, gonflement modéré.

Mouvements de l'épaule et de l'avant-bras normaux.

Pas d'allongement, ni de raccourcissement.

Pas de modification dans la forme des épiphyses supérieures ou
inférieures.

A la pression, une certaine douleur, une légère mobilité, avec
crépitation parcheminée.

Diagnostic porté: fracture mal réduite ou pseudarthrose.

Opération. — En écartant les bords de la plaie, on voit une
tumeur osseuse bleuâtre, sombre, qu'on reconnait pour un kyste
osseux, occupant toute la diaphyse humérale. La paroi du kyste
était mince comme du papier, et après l'avoir fendue il en sortit

aussitôt un liquide séreux fortement teinté de sang, qui fut recueilli pour un examen ultérieur.

La cavité fut curettée et tamponnée.

Examen du liquide: rien d'essentiel; quelques globules sanguins, pas d'éléments figurés.

La guérison marcha toute seule d'une façon satisfaisante.

On constata un allongement de 1 cent. du côté du bras malade, et une augmentation de 1 cent. dans le tour de bras de ce côté.

4ᵉ Observation

de KORTE (à l'Hôpital de Béthanie — publiée dans la Deutsche Zeitschrift 1880 — *Bd.* xiii — *p.* 42).

Kyste du fémur

Jeune fille, 29 ans. — S'était, il y a 18 ans, rompu la tête du fémur, tout à fait au dessous du trochanter, en tombant sur le sol. Elle guérit.

Ensuite incurvation progressive de l'os, sensibilité locale à la pression. Jambe raccourcie de 11 cent.

Désarticulation. — Kyste de la grosseur d'une pomme, sans épithélium, enfermé dans une gangue de tissu fibro-cartilagineux, qui se poursuivait jusque dans le trochanter et le col du fémur.

2

5ᵉ Observation

de KORTE (à l'Hôpital de Béthanie)

Kyste des deux fémurs

Demoiselle 40 ans, très-misérable, qui, en tombant sur le sol, se brise le col du fémur droit.

Bientôt après, en se retournant dans son lit, elle se brise la tête du fémur gauche, tout à fait au-dessus du trochanter. Mort par épuisement.

Autopsie. — Kystes sans revêtement épithélial, au niveau des ruptures, avec enveloppe fibro-cartilagineuse.

6ᵉ Observation

de MIESSNER (Clinique d'Erlangen 1884)

Kyste du fémur

Jeune homme, 18 ans, dont le fémur s'était incurvé à angle droit, au-dessus de l'articulation du genou, après quatre fractures répétées.

Désarticulation. — Kyste long de 7 cm. 1/2, sans épithélium, avec enveloppe fibro-cartilagineuse.

7ᵉ Observation

SCHLANGE (Archiv. für Klinische Chirurgie, 1893,
Bd. xxviii, p. 373).

Kyste du fémur

Jeune homme guéri. Il vint à la Clinique à 14 ans, en 1887, paraissant bien portant.

D'après ses parents, il a commencé à boiter de la jambe droite, sans cause apparente.

Peu à peu, la jambe s'est raccourcie et recourbée dans son tiers supérieur, en même temps que la claudication s'accentuait.

On notait à ce moment un raccourcissement de 4 à 5 cm.

A environ un travers de main au-dessous du trochanter, l'os apparaît un peu épaissi, et fortement incurvé en avant et en dehors.

On aurait pu croire qu'il s'agissait d'une fracture du col du fémur, mal consolidée, si des raisons anatomiques ne l'avaient fait sûrement exclure.

Pas de mobilité anormale, ni de crépitation parcheminée, mais sensibilité marquée à la pression.

21 juin 1887. — *Opération*. — Après incision, on vit une surface, grande comme un marc, tenant au périoste, molle, d'un blanc bleuâtre, à reflets brillants.

Le kyste avait la grosseur d'un œuf de pigeon, et se trouvait inclus dans le centre de l'os.

Contenu liquide et légèrement coloré en brun.

La tumeur paraissait enfermée dans une coque fibreuse dont la texture jaune bleuâtre faisait croire à une texture cartilagineuse.

Vers le haut, venaient s'adjoindre plusieurs autres cavités kystiques, de la grosseur d'un pois à une cerise, constituées de telle façon que le tissu raréfié ne jouait plus que le rôle de simples cloisons séparatrices entre les kystes isolés.

La tuméfaction s'étendait jusqu'à la hauteur du grand trochanter, tandis qu'elle se limitait assez nettement au-dessous du grand kyste.

Dans toute l'étendue de la tumeur, la substance compacte était assez amincie.

Après extirpation totale du kyste, on avait une cavité de 12 cm. de long.

La paroi interne de l'os paraissant encore normale, on fractura l'os, pour obtenir la consolidation en bonne position.

Prompte guérison. — Lorsque le malade fut renvoyé, il pouvait se servir de son membre. Depuis, il est resté bien portant, avec une jambe raccourcie, il est vrai, mais utile.

L'Examen de la tumeur montra que la paroi du kyste était couverte d'un mince voile d'une matière cornée, riche en pigment, mais sans épithélium.

La coque était constituée par du tissu fibreux, pauvre en cellules, peu riche en vaisseaux.

Vers le haut, la tumeur montrait un tissu fibreux, dur, avec des cellules cartilagineuses, très-irrégulièrement disséminées, mais bien nettes, et en divers points des aiguilles osseuses.

8ᵉ Observation

(SCHLANGE)

Kyste du fémur

Jeune homme, 18 ans, entré à la Clinique, commencement de juin 1889, assez grand, pâle, mais paraissant bien portant.

Il y a cinq ans, on rapporte que le fémur s'était fracturé à la partie moyenne.

Après deux mois dans un appareil plâtré, la jambe guérit en bonne position et sans raccourcissement.

Ce n'est qu'après plusieurs mois que survinrent des douleurs au niveau de l'ancienne fracture, et le malade remarqua que la jambe faisait un angle à ce point.

Parfois les douleurs diminuaient, disparaissaient même, pour se montrer à nouveau, après la fatigue ou dans les jours chauds.

L'incurvation augmenta d'abord lentement, puis s'accrut assez rapidement, depuis un an.

La jambe est raccourcie de deux bons centimètres, par suite de cette courbure en avant et en dehors.

Gonflement modéré, très sensible à la pression.

Ici, on aurait pu croire à une fracture mal consolidée du fémur dans son tiers supérieur. On sentait nettement les restes d'un cal osseux, trahissant la fracture exactement au point indiqué par le malade.

Opération. — Périoste présente éclat bleuté, dépressible.

Pas de mobilité anormale.

La corticale osseuse rougeâtre est très amincie.

Espaces médullaires très-agrandis et remplis d'une substance jaunâtre solide et élastique.

Au niveau de l'incurvation, kyste à paroi lisse rempli d'un liquide clair et séreux.

En ruginant, on constata que la tuméfaction s'étendait encore à 4 cm. au-dessous de la partie de l'os paraissant normale extérieurement, tout en restant cependant assez éloignée de l'ancienne place de la fracture.

Vers le haut, elle s'étend jusqu'au trochanter qu'elle remplit en grande partie.

A ce niveau, deuxième kyste de la grosseur d'une noisette, renfermant un liquide brun clair.

Elle se poursuit également dans le col du fémur, et ce n'est qu'au voisinage de la tête fémorale, que l'on atteint la limite nette vers l'os sain.

Après ablation, la tumeur apparaît comme un corps arrondi d'environ 15 cent. de longueur.

Après rugination, on redressa la jambe en bonne position. — Tamponnement à la gaze iodoformée. — Appareil plâtré.

Guérison en trois mois, avec bon fonctionnement du membre.

L'examen microscopique montra, comme caractéristique de la tumeur, du tissu conjonctif assez riche en cellules, avec un grand nombre de particules osseuses tendres et des amas de pigment en divers points.

Le kyste était encapsulé par une membrane d'environ 1^{mm} d'épaisseur, ne montrant qu'une masse cornée, fortement pigmentée, sans éléments figurés, qui se joignait sans limite bien nette, avec la couche du tissu conjonctif sous-jacent.

Un fait parut digne d'attention : la richesse en cellules géantes, surtout au voisinage de la zone de ramollissement.

Dans quelques coupes, ces cellules géantes étaient en tel nombre que, avec cette préparation seule, sans avoir d'autres données sur la tumeur, on aurait pu penser à un sarcome encéphaloïde.

9ᵉ Observation

(*SCHLANGE*)

Kyste du fémur

Fillette, 7 ans, qui, en tombant d'un siège bas, se fit une fracture au niveau de la partie supérieure du fémur droit.

Sa jambe se consolida sans difformité, après traitement dans un appareil à extension ; mais peu à peu s'établit, sans douleur, une incurvation du fémur, dans son tiers supérieur, avec raccourcissement. On pensa à un kyste de ramollissement central, et on proposa une opération qui fut refusée.

Un an plus tard, l'incurvation faisant des progrès, les parents se décidèrent à envoyer leur enfant.

L'os apparut tuméfié, mais peu, et fortement incurvé en avant et en dedans.

Il était dur et un peu sensible à la pression.

Pas de mobilité anormale. Articulation de la hanche libre.

28 juin 1892. — *Opération*. — Kyste grosseur d'une noisette, avec contenu séreux.

Extirpation complète. Redressement après fracture. Tamponnement.

Guérison complète en deux mois, avec léger raccourcissement, mais bon état fonctionnel.

Examen microscopique: Kyste avec membrane sans revêtement épithélial, constituée par une bande de tissu conjonctif sans développement vasculaire marqué, avec de nombreux grains de pigment disséminés.

Au niveau des couches externes riches en vaisseaux, structure cartilagineuse avec de nombreuses parcelles osseuses.

10e Observation

(SCHLANGE)

Kyste du tibia

Jeune homme, 14 ans, de famille bien portante.

Depuis un an et demi, gonflement du tibia gauche, au niveau des deux tiers supérieurs.

Ce gonflement serait survenu à la suite d'un coup; il est très bombé et très douloureux.

Opération. — Grand kyste, de la forme d'un œuf, atteignant jusqu'au cartilage de conjugaison, rempli d'un liquide séreux brunâtre.

Une fois le liquide sorti, on voit une surface unie, recouverte par une masse graisseuse rouge brun.

A la périphérie, le périoste.

Entre les deux, un tissu osseux fort dégénéré, graisseux et raréfié.

Pas de tuméfaction environnant le kyste.

Examen du liquide : liquide séreux, avec quelques globules sanguins.

Dans la paroi, outre le pigment et quelques rares cellules graisseuses et géantes, pas d'éléments figurés.

La cavité nettoyée, grattée, guérit vite, et reforma son os. Le tibia recupéra ses fonctions.

Quelques années plus tard, le bon état persistait.

11º OBSERVATION

(SCHLANGE)

Kyste du tibia

Jeune garçon, 12 ans, vigoureux. Il se plaignait depuis assez longtemps de difficultés dans la marche, avec douleurs déchirantes, quand il marchait beaucoup. Sensation de faiblesse musculaire.

Parfois, tous les malaises disparaissaient, mais en appuyant un peu fort, on les faisait reparaître.

Il y a trois semaines, après une chûte, impossibilité de marcher, à cause de douleurs très violentes, que le repos au lit n'avait pas fait disparaître.

Le tibia était gonflé modérément, en fuseau, dans le tiers supérieur, la diaphyse très sensible à la pression.

Du côté de la peau et de l'articulation du genou, rien d'anormal; rien non plus du côté de l'état général.

L'os, au niveau de la partie malade, n'est pas dépressible; pas de mobilité anormale.

Opération. — Incision. Sous le périoste, très mince plaque osseuse, molle, nouvellement formée, très riche en vaisseaux.

Au-dessous, grand kyste rempli d'un liquide séreux brunâtre, allant de l'épiphyse jusque vers le milieu de l'os. Ce kyste se trouve divisé en plusieurs petites cavités, communiquant entre elles par des plaques osseuses nouvellement formées et extraordinairement tendres.

Ces cavités étaient tapissées par un mince voile membraneux d'une substance molle, brune et graisseuse.

Curetage du kyste. Guérison rapide.

Le malade a continué à se bien porter.

Au microscope, dans le liquide, quelques globules sanguins et quelques pigments.

Dans les particules assez rares de tissu, que les parois du kyste et ses prolongements ont permis de trouver, on reconnaissait une couche de tissu conjonctif tout à fait flasque, sans noyaux, avec des grains de pigments et de nombreuses petites parcelles osseuses.

Dans les cloisons membraneuses, absolument pas de revêtement épithélial. Aucun tissu de tumeurs.

De ces diverses observations, on peut tirer plusieurs points qui serviront à établir la description de cette affection que nous appellerons :

« Kyste simple des os longs (non parasitaires, ni néoplasiques) », puisque la pathogénie en est encore très discutée, et que, quoiqu'apportant quelques éclaircissements, nous sommes loin d'avoir la prétention d'établir ici une théorie.

Ces points nous serviront de jalons pour établir l'anatomie pathologique, l'étiologie, la symptomatologie, le diagnostic, le pronostic et le traitement.

Quant à la pathogénie, nous en ferons un chapitre spécial, dans lequel nous nous efforcerons de mettre au point, d'une façon claire et brève, je serais presque tenté de dire française, les idées un peu embrouillées que nous avons trouvées éparses dans les publications allemandes.

CHAPITRE IV

ANATOMIE PATHOLOGIQUE

Examen macroscopique

Le périoste présente un éclat bleuté ; quelquefois la pression du doigt y révèle la sensation de crépitation parcheminée ; dans d'autres cas, il est mou, dépressible.

La substance compacte est amincie, quelquefois molle, au point de pouvoir déterminer des flexions ou des incurvations de l'os.

Les espaces médullaires sont très agrandis, raréfiés et remplis d'une substance molle, brunâtre et graisseuse, ou d'une substance jaunâtre solide, mais élastique.

La gangue du kyste est constituée par des tissus mous et élastiques.

Le kyste offre l'aspect d'une tumeur arrondie ou ovalaire, quelquefois très allongée, de la grosseur d'un pois à une cerise, d'une noix à une orange ; on

en a signalé dont les dimensions variaient de 1 cent.
jusqu'à 15 cent. de longueur.

Il est uniloculaire ou multiloculaire ; il peut présenter des prolongements qui remontent jusque dans
la partie toute supérieure de l'épiphyse, et s'étendent
jusque vers le milieu de la diaphyse.

Ce kyste présente une enveloppe et un contenu.

L'enveloppe offre une surface interne et une couche externe.

La surface interne, en rapport avec le contenu du
kyste, est constituée par une membrane lisse, unie,
mince, d'un gris bleuté, et à reflets brillants.

La couche externe, en rapport avec la zone de
ramollissement, est déchiquetée, irrégulière, et se
continue sans limite bien nette avec la gangue du
kyste.

Le contenu, dans la plupart des cas, est un liquide
séreux, rosé, rougeâtre ou brunâtre.

Dans notre cas, c'était une substance offrant la
consistance et l'aspect de la gelée de groseille, à
laquelle nous n'avons pas attaché une grande im-
portance, étant donné le temps écoulé depuis la
mort du sujet.

Examen microscopique

Le contenu du kyste est un liquide séreux, renfermant quelques globules sanguins ; dans quelques
cas, on y a trouvé des cellules graisseuses et de
nombreux grains de pigments, sans autres éléments
figurés.

La surface interne de la membrane du kyste est une substance transparente, cornée, bien limitée, et dans certains cas fortement pigmentée.

Elle ne présente pas d'épithélium, ni d'éléments figurés.

La couche externe, irrégulière, déchiquetée, se continuant sans limite nette, avec les tissus environnants, est constituée par du tissu conjonctif, dans certains cas purement fibreux, dans d'autres fibro-cartilagineux.

Au voisinage de la zone de ramollissement, on a trouvé dans certains cas un grand nombre de cellules géantes, qui, à première vue, pourraient faire prendre la lésion pour une tumeur.

On y a signalé aussi une grande multiplication des vaisseaux et de nombreuses parcelles osseuses.

Au microscope, on voit les espaces médullaires, tels que nous l'avons déjà dit, considérablement agrandis et remplis d'une substance molle, brune et graisseuse.

Nous ne reviendrons pas ici sur la disposition que nous avons décrite, dans notre observation, au sujet des cellules et des fibrilles conjonctives, disposées en séries circulaires ou concentriques, autour d'espaces vides très grands, ni sur les hypothèses que nous avons faites à ce sujet (Voir page 5).

Dans un cas (11ᵉ observation), on a trouvé sous le périoste une très mince plaque osseuse, nouvellement formée et très riche en vaisseaux.

———

CHAPITRE V

———

SYMPTOMATOLOGIE

———

Étiologie

Parmi les diverses causes signalées dans les observations; on relève les traumatismes : ici une chûte, là une contusion, qui peuvent jouer le rôle de causes prédisposantes ou de causes occasionnelles.

On a incriminé les fractures, la consolidation vicieuse de celle-ci, les troubles qui se produiraient dans l'ossification du cal, mais pour nous cette étiologie doit être écartée, car la fracture, quand elle existe, est bien plutôt la conséquence de la formation kystique que sa cause.

Le plus souvent, on ne note aucune cause apparente : la fracture, comme nous le verrons plus loin, est la première manifestation, sans qu'on puisse se rendre compte, au premier abord, de la cause de sa production.

Age. — Cette affection atteint surtout la jeunesse, de 12 à 25 ans.

Siège de prédilection. — Paraît être les extrémités supérieures du fémur d'abord, du tibia ensuite, au niveau des zones juxta-épiphysaires et empiétant sur la diaphyse.

Ce fait est bien en corrélation avec l'âge, car nous savons que c'est de 12 à 25 ans que les cartilages de conjugaison ont leur plus grande activité.

Symptômes

Douleur. — La douleur est localisée au niveau du siège ci-dessus décrit, elle s'irradie parfois dans le sens de la diaphyse.

Troubles fonctionnels. — Douleur exagérée par la marche, et surtout par les marches forcées.

Nous avons vu, dans une de nos observations, (la onzième), qu'une chute a déterminé des douleurs déchirantes dans le membre, que le repos au lit n'avait pas fait disparaître.

Une contusion pourrait produire les mêmes phénomènes.

On peut avoir de la claudication, quelquefois de l'impotence fonctionnelle du membre.

On a signalé de la diminution de la force musculaire et des sensations d'asthénie musculaire.

Souvent, aucun trouble fonctionnel, et comme nous le verrons dans les signes physiques, la fracture est le premier signe.

Signes physiques

Le gonflement. — Mais dans beaucoup de cas, ce gonflement est peu appréciable, et lorsqu'il existe, il est toujours modéré, le plus souvent en fuseau, surtout marqué au niveau des épiphyses, et empiétant légèrement sur la diaphyse.

La peau est normale.

Douleur à la pression. — Cette douleur, dans certains cas peu intense, dans d'autres intolérable, est marquée surtout au niveau des zones juxta-épiphysaires, et se poursuit légèrement le long de la diaphyse.

Un choc, une chûte peuvent la faire apparaître, ou l'augmenter considérablement.

Mobilité anormale. — Cette mobilité est rare au début, mais se trouve quelquefois à la période d'état ; c'est une mobilité dont la déviation est, en général, peu accusée.

Crépitation. — On a signalé la crépitation parcheminée : elle se trouve surtout dans les kystes déjà anciens, ou à évolution rapide, ayant usé considérablement le tissu osseux interposé entre eux et le périoste.

Inflexions et Incurvations progressives des os. — Ce sont de bons signes qui se trouvent dans plusieurs des observations ci-dessus.

Ces inflexions peuvent être parfois très accusées, témoin cette observation de Miessner (6ᵉ observation) où le fémur s'était infléchi à angle droit. Les incurvations présentent des courbes bien moins allongées que dans le rachitisme.

Allongement ou raccourcissement du membre. — Allongement dans quelques cas (de 1 à 2 cent.), mais le plus souvent raccourcissement (jusqu'à 11 cent.), dû, soit au tassement du kyste, soit aux inflexions ou incurvations.

Ce sont ces inflexions et incurvations, cet allongement ou ce raccourcissement qui entraînent la claudication, qui est souvent le premier phénomène remarqué par les malades.

Atrophie musculaire. — Rarement signalée ; dans les cas où on l'a cherchée, il n'y en avait pas

Rien et nous mettons à dessein ce mot en évidence, car souvent, en effet, les malades ne ressentent rien, ou s'ils éprouvent quelques douleurs vagues, on ne trouve rien, jusqu'au jour où une fracture se produit.

Fracture. — Cette fracture offre plusieurs caractères sur lesquels il est nécessaire d'insister.

Elle est souvent *spontanée,* c'est-à-dire, sans cause apparente, ou produite par un traumatisme si léger, qu'il ne peut s'expliquer sans altération préalable de l'os.

Elle se produit *en un point qui n'est pas le siège habituel des fractures* ; celles-ci, en effet, sur les os longs, siègent le plus souvent au niveau de la partie moyenne de la diaphyse, au niveau des courbures normales et des angles de torsion ; tandis que celle qui nous occupe, siège plutôt au niveau de la zone juxta-épiphysaire.

Elle *a lieu en des points* (extrémités des os longs) qui normalement, à part chez l'enfant où l'on note les décollements épiphysaires, exigent pour se fracturer *des violences* assez grandes, *parfois considérables.*

Enfin, ces fractures offrent ce caractère spécial, sur lequel je reviendrai au diagnostic, c'est qu'elles *se consolident le plus souvent,* et d'une façon qui paraît solide; mais il arrive parfois aussi qu'un traumatisme peu intense peut les reproduire, et cela plusieurs fois de suite (6ᵉ observation où le fémur s'est fracturé quatre fois de suite).

Symptômes généraux. — Nuls, à moins de complications ou de mauvais état général.

Diagnostic

Avant d'entrer dans la voie du diagnostic différentiel, nous résumerons succinctement les principaux signes de la maladie: la douleur à la pression au niveau des extrémités, et surtout des extrémités supérieures des os longs, surtout du fémur, puis du tibia ; les inflexions et incurvations progressives de l'os, sans signes de rachitisme. Des fractures affectant le caractère de fractures spontanées, sans présenter les signes des maladies qui leur donnent souvent lieu (tabès, diabète...) et offrant ceci de particulier : le siège de leur production en des points (extrémités des os longs) qui ne se fracturent pas habituellement, dans un os normal, à moins d'une violence considérable qui est rarement mise en cause ici ; la consolidation de ces fractures presque constante : tel est résumé, dans ses grandes lignes, l'ensemble symptomatique.

Pour établir le diagnostic différentiel, il est nécessaire de passer en revue les principaux kystes que l'on peut trouver dans les os, et nous nous servirons de la classification de MM. Nové-Josserand et Bérard, dans leur étude. « Sur un cas de myxome kystique du tibia » (*Revue de Chirurgie*, 1895), classification à laquelle nous apporterons quelques légères modifications.

1° *Kystes parasitaires* comprenant les kystes hyda-tiques et les kystes des tumeurs actinomycosiques.

2° *Kystes des maxillaires* pouvant prendre leur origine soit dans la muqueuse qui tapisse les cavités de la face, soit dans les débris épithéliaux paradentaires.

3° *Kystes d'origine néoplasique*, les plus fréquents de tous.

Certains auteurs, Mauclaire entr'autres, dans le *Traité de Chirurgie* de MM. Le Dentu et Delbet, voudraient y faire rentrer tous les kystes ni hydatiques, ni des maxillaires.

Nous verrons, en traitant de la pathogénie, ce que cette opinion a d'exagéré.

La tumeur résulterait alors, de la dégénérescence kystique des ostéosarcomes, enchondromes ou des myxomes, provenant soit du fait d'un ramollissement kystique (Virchow), soit d'une véritable nécrobiose du tissu néoplasique, soit d'hémorragies qui se collectent et s'enkystent.

4° *Kystes inflammatoires* siégeant surtout aux maxillaires.

C'est à propos de ces kystes que Follin, Duplay, Guyon, Gosselin surtout, admettent que dans certains cas, l'inflammation lente des os peut conduire à la formation de kystes à contenu séreux : c'est l' « ostéite kystogénique de Gosselin ».

Il n'est pas impossible que ce qui se passe au niveau des maxillaires puisse se produire au niveau des autres os, et nous verrons, dans notre chapitre consacré à la pathogénie, que c'est dans cette catégorie qu'il semble le plus naturel de ranger les kystes dont nous nous occupons.

Dans cette catégorie viennent se ranger également les cas signalés de kystes rencontrés à la suite d'ostéomyélites chroniques appartenant à la forme prolongée.

5° *Kystes ostéomalaciques.*

D'après ce tableau, si nous éliminons les kystes des maxillaires, le diagnostic différentiel des kystes simples des os longs, reste donc à établir vis-à-vis des kystes parasitaires (à hydatides ou actinomycosiques), des kystes néoplasiques, des kystes inflammatoires ostéomyélitiques, et enfin de ceux liés à l'ostéomalacie.

Nous insisterons surtout sur le diagnostic avec les kystes hydatiques, car macroscopiquement, et cliniquement, c'est avec ceux-ci que les kystes simples peuvent être le plus facilement confondus.

Diagnostic d'avec les kystes hydatiques. — Nous nous sommes aidé de la thèse d'agrégation de M. Gangolphe qui a fait sur ce sujet un travail important.

Nous indiquerons d'abord les principaux signes

différentiels cliniques, puis nous insisterons tout particulièrement sur les différences anatomiques.

Les kystes hydatiques ont aussi une prédilection pour les zones juxta-épiphysaires des os longs.

Une autre analogie, c'est l'absence de réaction du périoste ; celui-ci ne produit pas d'os nouveau.

La moelle, elle aussi, réagit peu, à moins qu'il n'y ait ouverture à l'extérieur et suppuration du kyste.

Cette absence de travail formatif au niveau de la moelle et du périoste explique, dans les deux affections, la fréquence des fractures spontanées.

Comme dans les kystes simples, une période latente durant parfois plusieurs années; une fracture se produisant comme première manifestation ; une tuméfaction de l'os comme premier signe, tuméfaction pouvant être dure, mais le plus souvent plus ou moins dépressible, présentant quelquefois de la crépitation parcheminée ; des inflexions ou incurvations de l'os ; un état général peu altéré : voilà encore des analogies frappantes entre les symptômes des deux affections.

Comment établir alors le diagnostic? Il est un signe, mais il est pathognomonique, quand il existe, c'est la production d'une fistule intarissable, laissant écouler au dehors des débris dans lesquels on peut retrouver des vésicules hydatiques ou des membranes à hydatides.

Un autre signe qui a une grande valeur, c'est la consolidation exceptionnelle de la fracture, une fois produite. Cependant on peut voir, au laboratoire de M. le Professeur Poncet, une pièce dont la consolidation s'est effectuée.

Au point de vue anatomique, les kystes hydatiques présentent aussi une gangue ou coque, une membrane et un contenu.

Le contenu est ordinairement un liquide incolore, transparent, présentant quelquefois une légère coloration jaunâtre.

Sa réaction est neutre ou faiblement acide ; son poids spécifique est 1009 à 1015.

On y a constaté la présence du glucose.

On y trouve en outre de la leucine, de l'inosite, de la tyrosine.

On a encore signalé de l'hématoïdine, de l'hémoglobine, de la cholestérine, mais il semble que ces substances y soient introduites par la rupture des parois ; actuellement on y signale une leucomaïne.

Ce contenu peut à la longue s'altérer : c'est alors un liquide puriforme, blanchâtre ou blanc jaunâtre, offrant la couleur et la consistance d'une « soupe aux pois ». Il ne présente aucune fétidité à moins de communication préalable avec l'air extérieur.

Il renferme des détritus, des séquestres.

La membrane offre plus de complexité que dans nos kystes.

Elle est constituée par des feuillets d'un blanc nacré, quelquefois d'un blanc jaunâtre, dans lesquels on a distingué deux sortes de membranes : une, la plus extérieure fibreuse, la membrane adventice, formant une sorte d'enveloppe à l'autre, la plus interne, la membrane germinative.

Celle-ci renferme la vésicule-mère dans l'intérieur

de laquelle tombent et flottent les vésicules-filles et petites-filles.

Ce mode de développement constitue la forme endogène des kystes hydatiques, par opposition à une autre forme, appelée exogène

Dans celle-ci, la vésicule-mère produit une foule de vésicules-filles, qui se détachent de sa surface externe et envahissent les tissus voisins.

La forme endogène donne naissance aux kystes uniloculaires, et la forme exogène aux kystes multiloculaires.

Cependant, cette forme exogène peut aussi donner la forme uniloculaire par confluence des kystes et rupture de leurs cloisons séparatrices.

Chacun de ces petits corps étrangers vivants (vésicules-filles et petites-filles), dit M. Gangolphe, suscite autour de lui un certain degré d'inflammation scléreuse, qui lui constitue une très-mince enveloppe adventice.

Dans les cavités circonscrites par les mailles du stroma conjonctif, se trouvent logées les hydatides sous forme de corps d'aspect gélatineux, colloïde.

De telles productions peuvent persister un temps très-long, mais elles subissent fréquemment des altérations régressives.

On trouve alors des amas enkystés de substance puriforme ou athéromateuse, dans laquelle on peut rencontrer quelquefois des pellicules analogues à celles des grains de raisin écrasé.

Une *coque ostéo-fibreuse* dans laquelle la substance

spongieuse est devenue quelquefois une simple poussière osseuse.

Dans d'autre cas, on trouve des séquestres de la grosseur d'un pouce.

Cette coque ostéo-fibreuse elle-même n'existe pas sur toute la périphérie de la lésion ; les éléments osseux qu'elle contient sont infiltrés de petites vésicules de la grosseur d'une tête d'épingle à un pois, exceptionnellement d'une noix.

Les hydatides sont généralement disséminées dans les aréoles du tissu osseux.

Les lésions sont remarquables par leur absence de délimitation, les vésicules nombreuses sont séparées les unes des autres et non contenues dans une même cavité; et très-souvent, il n'y a même pas à la périphérie une apparence de membrane limitante, on voit des traînées de vésicules envahir une partie plus ou moins grande du tissu osseux.

Les vésicules ne sont pas toujours arrondies, mais quelquefois allongées, sinueuses, rameuses.

Quant aux parois des vésicules, les unes sont minces, transparentes, incolores, les autres opaques, blanchâtres, très-épaisses.

Un autre signe différentiel entre les deux sortes de kystes, c'est que les kystes hydatiques sont plutôt de forme arrondie, tandis que les kystes simples ont une forme le plus souvent allongée, quelquefois même très allongée.

Dans les os, c'est la forme multiloculaire des kystes hydatiques qui prédomine.

Au point de vue du diagnostic radiographique entre

les deux lésions, nous ignorons ce qu'il peut être, mais l'avenir nous renseignera, sans doute, à ce sujet; en tout cas il doit être tenté.

Diagnostic d'avec les kystes des tumeurs actinomy-cosiques. — Les kystes actinomycosiques n'ont été signalés jusqu'ici que sur les maxillaires.

Si on les trouvait sur les os longs, on observerait probablement les signes trouvés dans ceux des mâchoires: une réaction inflammatoire intense au niveau du périoste et de la moelle, et surtout des fistules par où s'écouleraient des débris dans lesquels le microscope ferait reconnaître le champignon rayonné (actinomyces).

Diagnostic d'avec les tumeurs devenues kystiques. — D'une façon générale, les kystes néoplasiques gardent toujours l'empreinte des tumeurs dont elles proviennent.

Aussi ne m'étendrai-je pas à décrire les caractères des tumeurs, pas même ceux des ostéosarcomes, qui sont décrits partout dans les ouvrages classiques. Dans les cas de chondromes kystiques, le diagnostic devient difficile; pourtant, il est bien rare de ne pas trouver de chondromes en d'autres points (extrémités des doigts, diverses parties du squelette, mamelles, parotide, testicules).

En présence de myxomes kystiques, le diagnostic est tributaire de l'anatomie pathologique et du microscope.

Diagnostic d'avec les kystes de l'ostéomyélite prolongée. — Les kystes ostéomyélitiques arrivent rarement à l'état de kystes avant d'avoir provoqué, à un moment, des accidents douloureux, accompagnés d'accès fébriles, avec suppuration par une fistule qui n'était qu'incomplètement fermée depuis la première poussée.

La douleur offre ici des caractères spéciaux : elle peut être spontanée ; en tout cas elle est profonde, avec exacerbations nocturnes , quelquefois périodique, avec irradiations dans le membre : c'est l'ostéite névralgique. Dans les formes suppuratives, il n'y a plus de doute : on a une fistule et des phénomènes généraux.

Il existe cependant des cas où on ne rencontre ni douleur, ni suppuration, mais le malade est un estropié, ses membres sont déformés : car selon les lois d'Ollier, l'excitation du cartilage conjugal amène un excès de développement, d'où allongement ; sa destruction entraîne un arrêt de développement, d'où raccourcissement.

On peut avoir aussi un changement dans les axes, dans ce que M. Jaboulay a appelé l'angle de déclinaison. (*Lyon médical* 1892).

Dans ces cas difficiles, la radiographie lèvera nos doutes en nous montrant l'excès de développement ou l'arrêt de développement du cartilage conjugal.

Un autre caractère important, c'est l'hyperostose tenant à la réaction du périoste, hyperostose qui est à peu près constante et qui ne s'oppose pas d'ailleurs aux fractures spontanées.

Ici encore les rayons X nous montreront cette hyperostose.

On n'a pas signalé, que nous sachions, de kystes

dans la forme d'ostéomyélite chronique d'emblée ; on peut y penser.

Diagnostic d'avec l'ostéomalacie devenue kystique. — Nous ne signalerons que les traits caractéristiques de l'ostéomalacie ; ils suffiront à l'écarter des phénomènes observés dans nos cas.

Une lassitude profonde, le rapetissement de la taille, les fractures spontanées sans tendance à la consolidation, et surtout cette propension à la généralisation à tous les os du squelette qui deviennent mous, flexibles ; la cachexie progressive. Si nous ajoutons que cette affection bizarre frappe ordinairement l'âge adulte et la vieillesse, et surtout la femme, à la suite de grossesses multiples, nous aurons suffisamment indiqué les caractères différentiels.

Maintenant que nous avons établi les principaux éléments du diagnostic différentiel des kystes des os longs entre eux, il nous faut chercher, parmi les affections osseuses, celles qui peuvent offrir des points de ressemblance avec le type que nous nous sommes efforcé de décrire.

J'éloignerai les types inflammatoires francs, pour ne m'attacher qu'aux affections osseuses d'allure chronique.

Dans la tuberculose. — Au début, nous avons aussi de la douleur accrue par les mouvements et la pression, une tuméfaction profonde et limitée.

Aussi le diagnostic est-il difficile, et n'était la fréquence, malheureusement trop grande, de la tuberculose osseuse, on pourrait hésiter.

Mais à la période d'état, le doute n'est plus permis, car les fistules, les abcès, l'extension aux articulations, la rareté des fractures, la sensation spéciale qu'éprouve le stylet en pénétrant dans le tissu osseux, à travers les fistules, tous ces caractères sont nets.

Dans la syphilis. — Nous avons deux formes pouvant donner lieu à des symptômes analogues à ceux décrits dans notre affection : l'ostéopériostite de la période secondo-tertiaire, et les gommes de la période tertiaire. Il est d'autres symptômes qui en diffèrent notablement.

Dans la première, nous avons les douleurs ostéocopes nocturnes, et la terminaison par exostose ou nécrose. Dans la seconde, une tuméfaction profonde, arrondie et limitée, d'abord dure, puis molle et fluctuante, adhérente à la peau, donnant issue à une matière séro-purulente ; terminaison par hyperostose ou perte de substance, avec réparation fibreuse.

Les commémoratifs et le traitement spécifique pourront renseigner sur la nature de la lésion à la période douteuse.

Je ne reviendrai pas sur le diagnostic *entre les fractures proprement dites* et celles qui se rattachent à l'évolution des kystes osseux, y ayant suffisamment insisté dans la symptomatologie. Je rappelerai seulement que ce sont les fractures du col du fémur qui ont été le plus souvent prises pour des fractures consécutives aux kystes ; des pseudarthroses qui ont prêté aux mêmes erreurs de diagnostic.

Il faudra donc, en présence d'un sujet jeune, et d'une fracture siégeant à l'extrémité des os longs, penser à la possibilité d'un de ces kystes.

Si l'on a remarqué auparavant, ou si l'on remarque après la fracture, une inflexion ou une incurvation progressive de l'os, la possibilité d'un kyste devient plus grande encore.

On pourrait encore penser à la *maladie de Paget*, mais c'est une maladie surtout de l'adulte.

Ici les lésions ont une tendance marquée à l'hypertrophie, et surtout à l'épaississement de l'os.

Les os du crâne sont surtout et les premiers atteints.

Nous avons ici aussi des incurvations des tibias et des fémurs, mais ces incurvations entraînent dans l'ensemble des os pris, des attitudes spéciales : jambes en arc de cercle, genoux restant écartés, les chevilles rapprochées, arrivant même parfois à se croiser.

On note des douleurs ressemblant à celles des névrites, aux douleurs fulgurantes des ataxiques.

On ne trouve jamais de fractures.

Quant à *l'ostéopsathyrose* de Lobstein, que l'on peut encore définir : fragilité congénitale des os, c'est une maladie familiale héréditaire que l'on a comparée dans son essence à l'hémophilie.

M. Poncet, dans son article du *Traité de Chirurgie* de Duplay et Reclus, dit qu'on doit écarter cette

affection, lorsque les fractures se produisent, passé
la première enfance.

Après avoir mis en évidence les principaux éléments du diagnostic différentiel, il nous reste à trai-
ter de deux procédés de recherches, qui pourront
rendre de grands services au point de vue de ce
même diagnostic : la ponction exploratrice, et la radiographie dont j'ai déjà dit quelques mots au cours
de cette étude diagnostique.

La ponction exploratrice, faite aseptiquement et
antiseptiquement, pourra donner lieu à l'issue d'un
liquide séreux, rosé, rougeâtre ou brunâtre, qui, à
l'examen microscopique, présentera les caractères
sur lesquels nous avons déjà insisté au chapitre de
l'anatomie pathologique. (*Voir page* 28).

La radiographie sera grandement utile, et M.
Destot nous dit lui-même qu'il n'a pas hésité à porter
le diagnostic de kyste, sur l'épreuve qu'il nous a
communiquée et que nous reproduisons à la fin de
ce travail.

Quant à porter un diagnostic différentiel entre les
diverses variétés de kystes, nous ne savons si c'est
possible, mais nous n'hésitons pas à croire que cela
le deviendra dans un avenir plus ou moins éloigné.

CHAPITRE VI

PRONOSTIC ET TRAITEMENT

Pronostic

Le pronostic a paru favorable dans les cas cités
jusqu'à ce jour, et il semble le devenir, à moins de
complications infectieuses, ou dues à un mauvais
état général.

Traitement

Dans les cas connus, on a opéré cinq fois, mais
dans les cas de Körte à l'hôpital de Béthanie, et de
Miessner à l'hôpital d'Erlangen, après avoir essayé
sans résultat un traitement conservateur, on prati-
qua la désarticulation.

Dans les cas de Schlange, ce chirurgien a essayé
d'obtenir la guérison en extirpant à fond la tumeur
et en redressant la jambe courbée.

La guérison s'est toujours produite rapidement,

et sans accident. La fonction ultérieure du membre semble avoir relativement peu souffert de cette intervention : un peu de raccourcissement, une légère claudication dans certains cas, tels semblent en avoir été les résultats consécutifs.

Quant au traitement par la ponction et l'injection iodée, nous ne la voyons mise en œuvre que dans une observation (2ᵉ observation) qui date de 1870, époque où l'antisepsie n'avait pas la place capitale qu'on lui accorde aujourd'hui, et les résultats curatifs n'ont été observés que trop tardivement (et cela faut-il l'attribuer à la non application des méthodes antiseptiques, ou à la teinture d'iode ?) pour que nous puissions nous prononcer. En tout cas, il semble que ce ne soit qu'un moyen palliatif inférieur à la cure radicale.

Donc, d'une façon générale, comme traitement de choix, la méthode suivante semble devoir être préconisée : extirpation locale et à fond de la tumeur kystique qui, jusqu'ici, paraît toujours avoir montré une limitation suffisante, et jamais de rupture du périoste, ni d'infection du tissu parostal.

Extirpation à la curette tranchante.

Tamponnement à la gaze iodoformée.

S'il existe des inflexions ou des incurvations de l'os, il faut fracturer le membre, puis le redresser en bonne position.

Un appareil plâtré, appliqué sur le membre redressé, devra être laissé en place pendant six semaines à deux mois.

Enfin, au bout de ce temps, enlever le plâtre,

et aider au membre à recouvrer ses fonctions d'une façon progressive, par le massage, les mouvements provoqués, l'électrisation.

Bien entendu, le traitement spécifique doit être institué toutes les fois que la syphilis peut être mise en suspicion.

CHAPITRE VII

———

PATHOGÉNIE

———

Certains auteurs ont nié l'existence propre de cette sorte de kystes, Virchow, Schnieder, Mauclaire entr'autres, soutenant qu'ils n'étaient que le résultat du ramollissement kystique de tumeurs préexistantes (d'ostéosarcomes, de chondromes ou de myxomes). Nous ferons remarquer que si, au point de vue purement anatomique, la chose peut être soutenue (quoique les éléments caractéristiques des tumeurs aient été trouvés, le plus souvent, en bien petit nombre), au point de vue clinique, au contraire, ces kystes semblent devoir être écartés tout à fait des néoplasmes : leur évolution, leur symptomatologie, les résultats du traitement, semblent devoir leur fixer une place à part.

Que l'on ne dise pas que ces kystes résuitent d'un trouble dans l'ossification du cal, on est en dehors de la question, car la fracture est la conséquence plutôt que la cause de la tumeur, et dans une observation de Schlange, le kyste se trouvait au moins à 10 cent. au-dessous de l'ancienne fracture dont le cal était bien évident.

Il y a une vieille théorie, c'est celle de l'ostéite kystogénique de Gosselin, qu'on expliquait par une dégénérescence kystique consécutive à une inflammation chronique. Nous y reviendrons plus loin.

Quant aux incurvations observées, on a dit qu'elles pourraient dépendre d'une fracture antérieure et d'une consolidation peut-être vicieuse de celle-ci. Nous répondrons que dans plusieurs observations il n'y a pas eu de fracture, et que Schlange a essayé de produire sur les fémurs de ses malades des flexions très accusées, sans amener de solution de continuité.

La substance compacte, au lieu d'être exubérante, était plutôt considérablement amincie et envahie par un kyste mou plus ou moins grand.

On peut encore penser ici à un processus analogue à celui de l'ostéomalacie, mais tout à fait localisé. Les troubles trophiques d'origine nerveuse pourraient aussi être en cause et amener ici la dégénérescence kystique, comme ils amènent d'autres lésions très mal connues en d'autres points du squelette ou de l'organisme.

Dans les cas où un traumatisme est mis en cause, un hématome se produirait qui, à la longue, subirait la dégénérescence kystique, mais cet hématome lui-même ne peut se produire à la suite d'un traumatisme que si l'artère est malade.

Mais alors, une artère malade pourrait, à elle seule amener, par thrombose, une altération dans les tissus environnants et conduire à la forme kystique, sans passer par l'hématome. Ce serait un trouble trophique, d'origine circulatoire.

Mais, cette dernière hypothèse, quoiqu'offrant plus de solidité que les autres, ne satisfait pas encore notre esprit; aussi avons-nous été amené à chercher d'un autre côté.

Jusqu'ici, nous n'avons vu que des causes dans lesquelles l'infection ne prenait aucune part, aussi nous nous sommes demandé si elle ne pourrait pas entrer en ligne de compte, et si, étant donné la nature du liquide de ces kystes, on ne pouvait pas assimiler le processus à celui de la périostite albumineuse.

Nous savons, en effet, que celle-ci est une forme de périostite caractérisée par l'accumulation sous le périoste et dans les couches périostales, d'un liquide visqueux, filant, albuminoïde, transparent, analogue à la synovie, renfermant des leucocytes et des globules rouges.

Les agents en sont les staphylocoques pyogènes. M. L. Dor a décrit un microbe polymorphe, auquel il a donné le nom de *baccillus cereus citreus*, avec lequel il a pu obtenir chez les animaux des lésions osseuses non suppuratives, et des collections séreuses sous-périostées.

Ce n'est pas une entité morbide, c'est un syndrome produit, vraisemblablement, par des infections atténuées, qu'il s'agisse des microbes de l'ostéomyélite, ou de la tuberculose, ou encore du bacille de Dor.

Deux facteurs sont en présence dans la production de cette variété : la virulence du microbe, et la résistance du sujet qui pourra diminuer la virulence.

Comme les kystes, la périostite affecte les individus jeunes, et les régions juxta-épiphysaires.

Le froid paraît jouer un rôle important dans sa production.

Et en faveur de cette idée d'une inflammation chronique, nous rappellerons cette disposition dont nous avons déjà parlé dans notre observation, et sur laquelle M. L. Dor a attiré notre attention. C'est cette disposition circulaire ou concentrique des cellules et des fibrilles conjonctives autour des espaces vides, espaces qui pourraient bien n'être que les canaux de Havers agrandis par l'inflammation lente, tandis que les fibres conjonctives représentent une sorte de processus scléreux ayant évolué au niveau des systèmes de Havers, dont il ne resterait plus, comme vestiges, que les cellules représentant les ostéoblastes : une ostéité fibreuse, raréfiante et kystique ; tels seraient les degrés de la lésion.

La vieille théorie de l'ostéite kystogénique pourrait se rattacher ainsi à cette façon de voir.

EXPLICATION DES FIGURES

Kyste multiloculaire de l'extrémité inférieure du tibia droit

Figure 1

Radiographie due à l'obligeance de M. Destot. — (Reproduction en simili-gravure. — Réduction au 1/5ᵉ de la grandeur naturelle).

Figure 2

Coupe vertico-médiane du tibia. — (Reproduction en photogravure, d'après un dessin de M. Verni, dessinateur à la Faculté. — Réduction au 1/5ᵉ).

On voit nettement les cavités kystiques, au nombre de cinq, tapissées par une membrane à reflets brillants, sauf la supérieure, dont la membrane est enlevée laissant voir le tissu osseux raréfié et comme rongé.

Figure 3

Coupe microscopique transversale de la membrane du kyste. — (Reproduction en photogravure, d'après un dessin de M. Goujet, dessinateur à la Faculté).

Ce dessin réduit, correspond à une projection à la chambre claire avec :

> Oculaire, nº 1 }
> Objectif, nº 5 } de Nachet — (Tirage tube 160 ᵐ/ᵐ).

Surface interne unie, formée par du tissu fibreux, au sein duquel se trouvent quelques rares cellules et vaisseaux, sans autres éléments figurés.

Couche externe plus déchiquetée, plus irrégulière, offrant la même constitution que la surface interne.

Espace intermédiaire. — Espaces aréolaires vides, limités par des travées de tissu fibreux, dans lequel se trouvent des cellules assez régulièrement disposées autour des espaces vides ; (quelques-unes de ces cellules offrent même une disposition concentrique assez remarquable).

On voit aussi quelques vaisseaux.

Pas d'autres éléments figurés. Aucun tissu de tumeur.

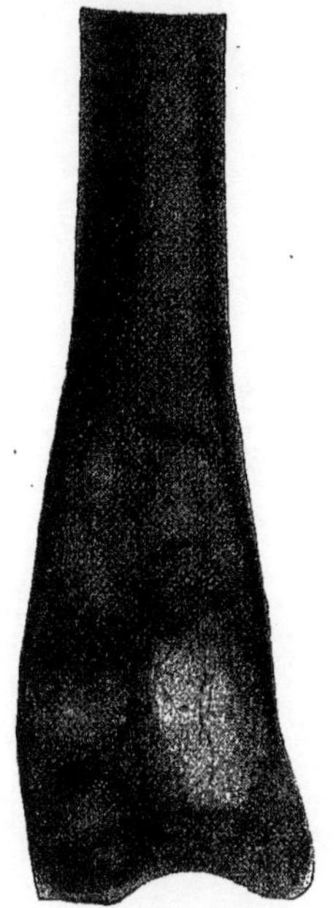

FIGURE 1

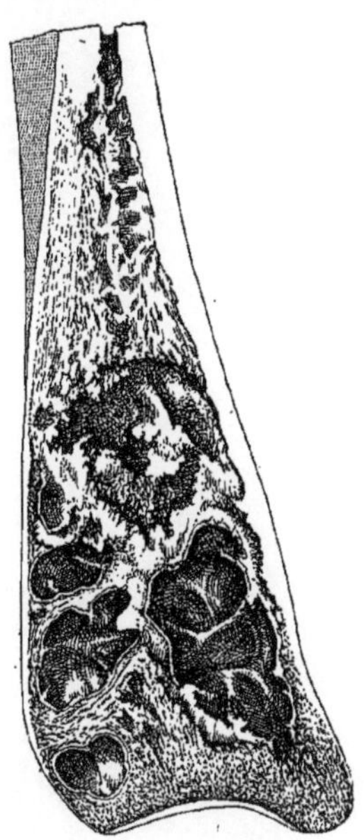

FIGURE 2

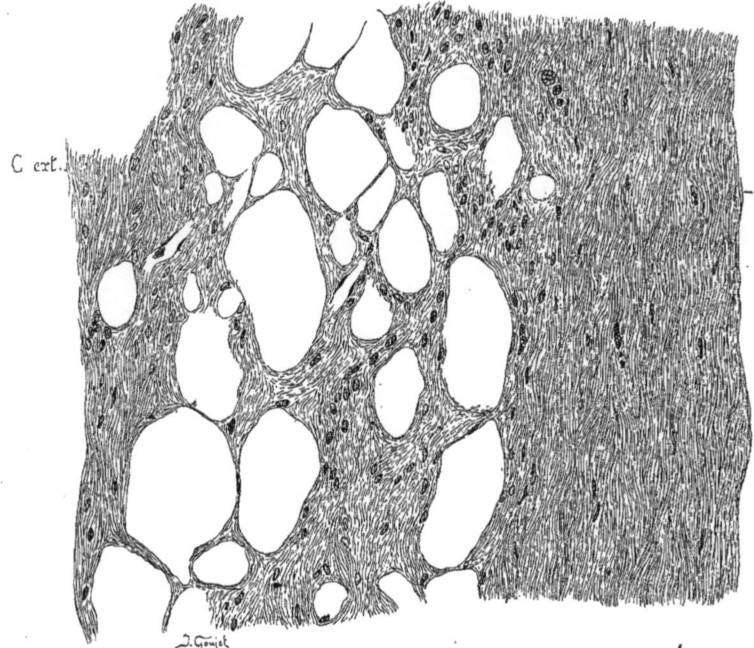

FIGURE 3

CHAPITRE VIII

CONCLUSIONS

Il existe des kystes simples des os longs, non parasitaires, ni néoplasiques, dont nous avons pu réunir onze observations.

Ces kystes présentent une anatomie pathologique toute particulière.

D'après ce que nous avons pu voir dans notre cas, dont l'observation a été relevée dans le laboratoire de M. le Professeur Poncet, et d'après les renseignements que nous ont fourni les recherches bibliographiques, ces kystes sont limités par une membrane d'un blanc bleuâtre, sans épithélium, constituée par une trame fibreuse avec des cellules soutenues par des fibrilles conjonctives, disposées en cercle ou en séries concentriques autour d'espaces vides arrondis ou elliptiques. Cette disposition est intéressante, car elle pourrait, comme nous l'avons indiqué au chapitre de la pathogénie, éclairer la question d'un jour tout nouveau.

Cette membrane est entourée par une coque de tissu osseux raréfié et graisseux, ne présentant aucun tissu de tumeurs proprement dites, car les cellules géantes signalées dans certains cas, ne sont que des éléments de la moelle dégénérée (myéloplaxes, médullocelles).

Les cellules cartilagineuses trouvées dans d'autres cas, ne représentent, pour nous, que les restes des îlots cartilagineux que l'on trouve, à l'état normal, dans les zones juxta-épiphysaires des individus jeunes, dont les épiphyses ne sont pas encore soudées à la diaphyse, cellules qu'on retrouvera rarement, passé 25 ou 3o ans.

A l'intérieur du kyste, un liquide-rosé ou brunâtre, sans autres éléments figurés que quelques globules rouges.

Dans notre observation, c'était une substance « gelée de groseille » d'une nature assez complexe, dans laquelle le microscope révélait des éléments de la moelle dégénérée, sans que l'on puisse, vu la date de la mort, se prononcer sur ce qui revenait au processus pathologique ou à la décomposition cadavérique.

Dans le contenu, pas plus que dans la membrane ou dans la gangue de ces kystes, il n'y a rien qui puisse faire prendre la tumeur pour un kyste hydatique : ni feuillets stratifiés, ni membranes hydatiques, ni vésicules.

Au point de vue de la symptomatologie, nous

signalerons les signes principaux : fractures revêtant le caractère de fractures spontanées, inflexions et incurvations progressives de l'os, entraînant du raccourcissement et coïncidant avec un gonflement modéré de l'os.

Leur siège au niveau des régions juxta-épiphysaires, surtout du fémur, ensuite du tibia ; leur prédilection pour les sujets jeunes, de 15 à 25 ans, complètent le tableau symptomatique.

Le pronostic paraît favorable, à moins de complications dues aux infections concomitantes, ou au mauvais état général.

Ces kystes simples des os longs ont donc une figure tout à fait spéciale, et si jusqu'ici, les cas en sont rares, c'est que leur peu de réaction au début, les erreurs de diagnostic que nous trouvons signalées chez les auteurs allemands (fractures derrière lesquelles se cachaient les kystes, pseudarthroses, fractures consécutives aux kystes prises pour des fractures du col du fémur, etc.,) ces erreurs, disons-nous, peuvent aussi s'être produites chez nous.

Nous osons espérer que, dorénavant, l'esprit clinique étant éveillé sur cette question, avec l'aide de la radiographie, on aura l'occasion d'en observer plus souvent et de mieux les étudier.

Si la pathogénie que nous avons invoquée, comme satisfaisant le mieux l'esprit, assimilant le processus de cette affection à celui de la périostite albumineuse, est vraie ; si des infections président à l'évolution de ces tumeurs, il sera utile de faire des recherches au point de vue bactériologique, et de voir si l'on trouvera les microbes qui ont été décrits dans la périostite albumineuse (staphylocoques pyogènes, bacillus cereus citreus de Dor).

Le traitement consiste en incision de la tumeur, curetage qui doit poursuivre ses prolongements jusqu'à la limite de l'os sain, tamponnement à la gaze iodoformée.

S'il existe des incurvations ou des inflexions de l'os, il faut fracturer le membre pour le redresser en bonne position, appliquer un appareil plâtré, le maintenir pendant six semaines à deux mois.

Ensuite, soins consécutifs pour aider à la récupération des fonctions du membre : frictions, massage, électrisations ; telles sont les principales indications du traitement qui, à part le raccourcissement noté dans certains cas, a donné des résultats très satisfaisants au point de vue de la conservation du membre et de son bon fonctionnement ultérieur.

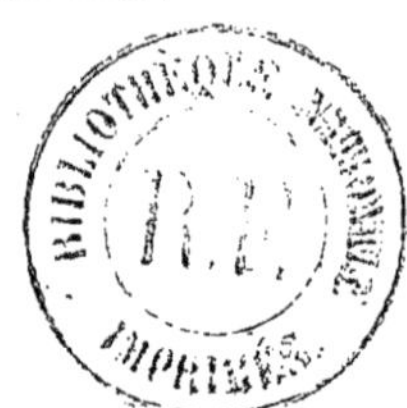

INDEX BIBLIOGRAPHIQUE

NÉLATON.   *Eléments de pathol. chir.*, II, p. 48.

VIRCHOW.   Ueber die Bildung von Knochenkysten.
                    Monatsbericht der Konigl. Acad. der Wissen. ʒu Berlin, 1876.

CARLE.   Kyste du cubitus.
                    Lyon Médical, 1878.

SONNENBURG.   Knochencyste des Oberarms ohne Nachweisbare Ursache.
                    Deutsch. Zeitschrift f. Chir. 1879. Bd XII. p. 314.

KORTE.   Zwei Falle von Knochenkysten im Oberschenkel.
                    Deutsche Zeitschrift für Chir. 1880. — Bd. XIII, p. 42.

MIESSNER.   *Zur Pathogenese der Knochenkysten. Id. Erlangen* 1884.

GANGOLPHE.   Kystes hydatiques des os.
                    Thèse d'agrégation, 1886.

ALBERTIN.   Note sur un cas d'ostéomalacie généralisée avec tumeurs kystiques multiples.
                    Province Médicale 1890. (541-543).

SCHLANGE.   Zur der Diagnose der solitaren Cyste in den langen Rohrenknochen.
                    Archiv. f. klin. Chir. 1893. Bd XXVIII, p. 373.

NOVÉ-JOSSERAND et BÉRARD. — Sur un cas de Myxome kystique du tibia.
                    Revue de Chirurgie, 1895.

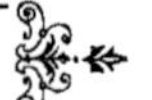Vienne imp. Savigné. — Ogeret & Martin, successeurs